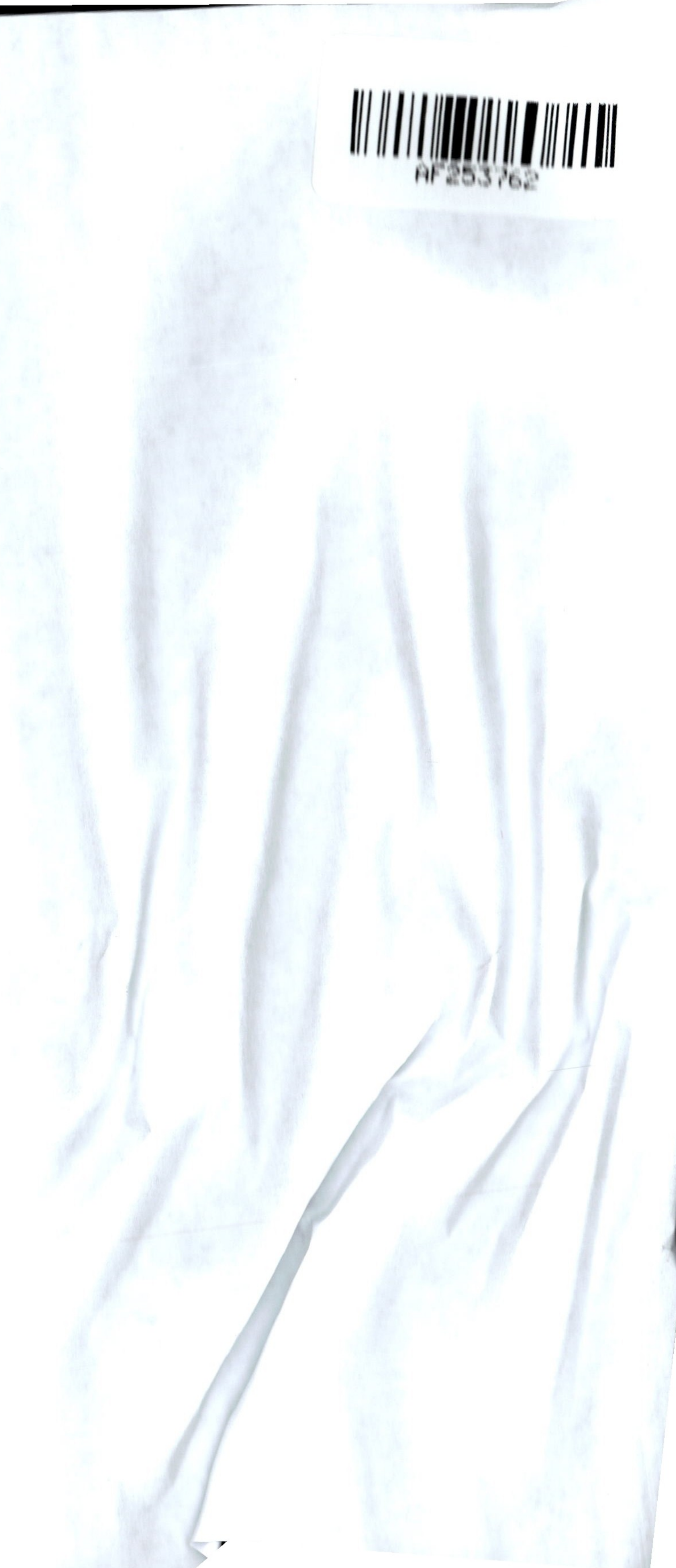
AF253762

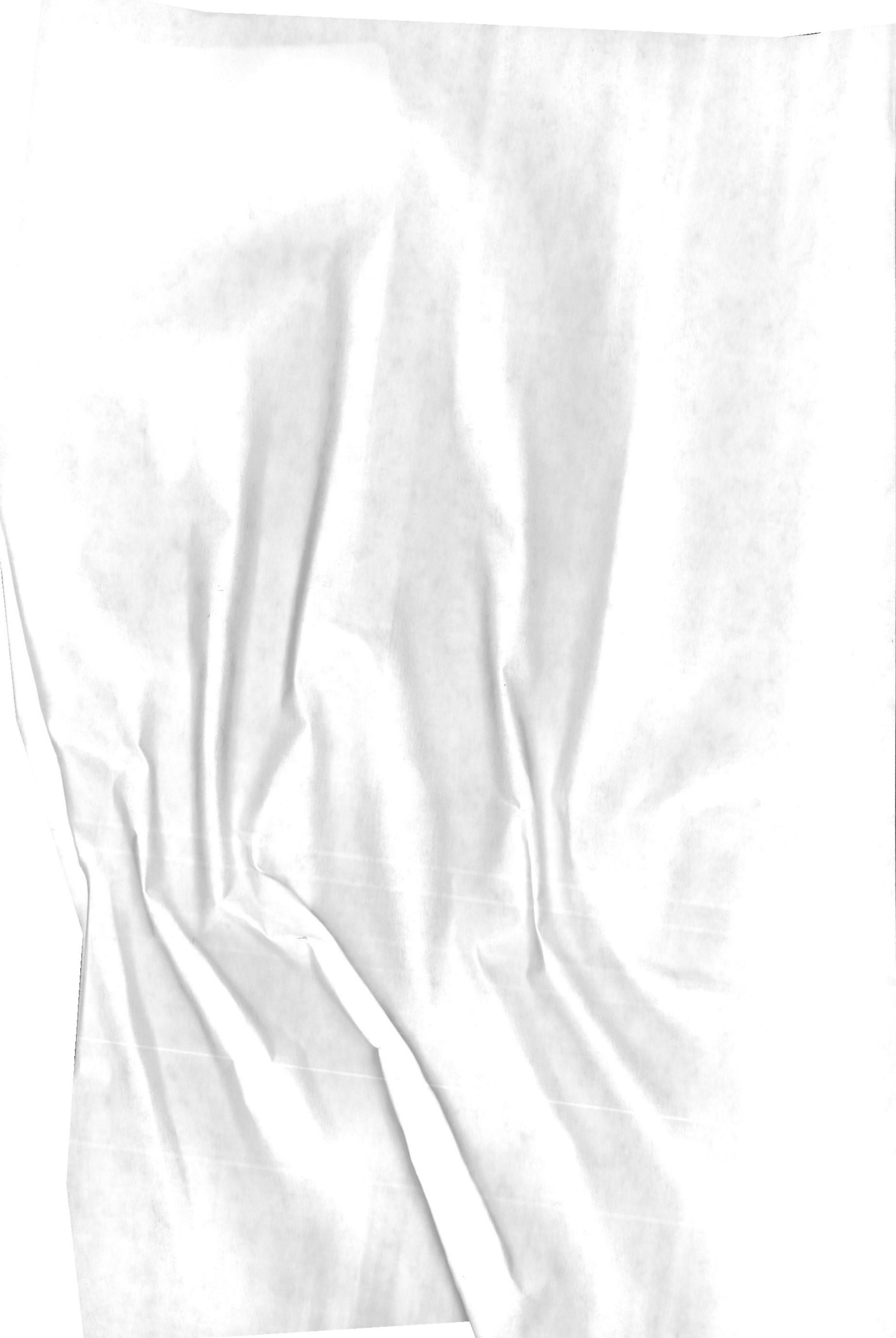

L'ORDRE

HERMAPHRODITE,

OU

LES SECRETS

DE LA SUBLIME

FELICITÉ,

AVEC

UN DISCOURS PRONONCÉ
par le Chevalier de H***, Orateur;

ET

UNE INSTRUCTION
pour parvenir au plus haut Grade de la
Marine, tant par Terre, que par Mer.

AU JARDIN D'EDEN,

Chez NICOLAS MARIN,
au grand Mât.

1748.

AVEC PRIVILEGE DE NEPTUNE.

L'ORDRE

HERMAPHRODITE,

O V

LES SECRETS

DE LA SUBLIME

FELICITÉ.

DISCOURS

prononcé par le Chevalier

*de H***, Orateur.*

QUE les Ordres Militai-
res, Hospitaliers, ou
Religieux, se vantent
d'avoir de grands Hommes, des

Saints, des Princes, & même des Rois pour leurs Inſtituteurs, notre Ordre ne connoît que Dieu pour le ſien, il n'a rien reçû des Créatures, il tire ſon origine, il doit toute ſon exiſtence au Créateur.

Il n'a pas commencé dans la ſucceſſion des tems ; auſſi ancien que Dieu-même, avant les tems il a exiſté dans le ſein de Dieu, ſource féconde de toute Félicité ; & Dieu, ſouverainement bon, ayant créé l'Homme pour le rendre heureux, l'a inſtitué Chevalier dans l'inſtant de ſa création. *Tulit eum Deus,*

&

& posuit in Paradisum voluptatis.

LE premier CHEVALIER de l'Ordre sublime & respectable de la FELICITE', c'est donc, sans contredit, ADAM, notre premier Pere ; & Eve n'est sortie d'une de ses côtes que pour vivre avec lui dans la joye & dans la volupté dans un Paradis de délices, où toute la Félicité étoit rassemblée. *Tulit eum Deus, & posuit in Paradisum voluptatis.*

LA possession de tous les biens, une heureuse ignorance de tous les maux, la joüissance de tout ce qui pouvoit flatter l'es-

A 3   prit,

prit, le cœur & les fens, tout s'y trouvoit avec innocence, avec fenfualité, & fans aucun dégoût; l'œil y contemploit de toute part des objets finis, variés & admirables; les Animaux foumis à la main d'Adam, lui rendoient le touché utile & agréable, le chant des Oyfeaux, le murmure enchanté des quatre Fleuves lui frappoient l'oüye d'un fon tendre & harmonieux; fon odorat étoit continuellement embeaumé par l'odeur fuave des Herbes odoriferantes, & des Fleurs de toutes efpéces; enfin, le Goût avoit à choifir, excepté un feul Fruit, il pouvoit

voit se satisfaire sur tous les au‑
tres.

H E U R E U X état, Félicité par‑
faite, nos premiers CHEVALIERS
vous ont perdus par leur curiosi‑
té , & c'est cela sans doute qui a
inspiré au sublime Restaurateur
de notre Ordre d'en bannir la cu‑
riosité , & d'en interdire l'entrée
à tous les Curieux ; de‑là le secret
profond & impénetrable à tous
les Profanes , qu'un pur zéle n'a‑
mene pas à la connoissance de
l'Ordre de la Félicité : Adam cu‑
rieux de connoître les effets que
peut produire le Fruit défendu , se
rend aux sollicitations d'Eve , que

le

le Démon, ennemi de toute Félicité, lui avoit suggeré ; il mange de ce fruit fatal , par-là il désobéit au Divin , au Souverain Instituteur de l'Ordre ; sur le champ il est dégradé de ses titres , il est dépoüillé de ses priviléges & de ses honneurs ; le Cable qui l'amaroit à l'Isle de la Félicité est rompu , il est chassé du Tabernacle & du Jardin d'Eden.

Ainsi, de la Félicité la plus parfaite, nos Peres, en quittant le Paradis , sont livrés à l'infortune la plus triste & la plus affreuse ; un travail dur , pénible & assidu devient leur partage ; ils ne mangent

gent du Pain qu'à la fueur de leur front ; & après tant de maux , une mort cruelle & impitoyable finit leur carriere , leur fait reprendre leur premiere forme , les rend la même poufliere , & tels qu'ils étoient avant qu'ils euffent reçûs de la main bienfaifante de leur Inftituteur l'Acollade & la Dignité de CHEVALLER.

AUSSI-TÔT fortis du Paradis , un Chérubin avec une épée flamboyante en garde exacte-ment les portes , les quatre Fleu-ves , dont les Eaux falutaires fai-foient la fertilité du Paradis , fur lefquels le Vaifleau & la Fre-

gatte

gatte joüissoient continuellement d'un vent favorable, se réunissent ensemble, & ne font plus qu'une Mer d'une étenduë immense, où le fier Borée, & le froid Acquilon excitent continuellement d'affreuses tempêtes, une Mer fameuse en naufrage, remplie d'écueils, de rochers & de bans de sable, peuplée de Pirates, de Monstres marins, de Syrennes enchanteresses, toujours prêtes à engloutir les pauvres Voyageurs qui veulent tenter la découverte de l'Isle de la Félicité, que les fautes de nos premiers CHEVALIERS ont caché jusqu'à nos jours, &

rendus

rendus invifibles , quelques re-
cherches que nos Prédeceffeurs
en ayent faites.

E t effectivement quel travail ,
quelles peines ne fe font-ils pas
donné dans tous les tems pour la
découvrir ? Ils fe font expofés fur
les Mers dans des Vaiffeaux , dans
des Fregattes fragiles , ils ont affronté les plus cruelles tempêtes
avec un courage inoüi , avec
une intrepidité fi étonnante ,
qu'un de nos fameux Poëtes s'eft
écrié dans un anthoufiafme tout
divin.

Illi robur & as triplex
 Circa pectus erat , qui fragilem truci
Commisit Pelago Ratem
 Primus; nec timuit precipitem Affricum
Decertantem aquilonibus.

                    Hor. Ode. 3. L. 1.

M AIS l'espérance de découvrir un jour l'Isle de la Félicité étoit bien capable de leur inspirer un pareil courage ; il suffisoit que l'Homme eût encore quelque éteincelle de raison pour s'occuper continuellement de la recherche , & pour tenter tout pour la retrouver.

L ES Enfans du CHEVALIER Adam se trouvant après sa mort

entiere-

entierement déroutés, & n'ayant
plus qu'une idée confuse de l'Ifle
de la Félicité, fe font faits Pafteurs
de Troupeaux, & infenfiblement
ils en ont pris les humeurs & les
habitudes ; de-là ils font tombés
dans des groffieretés & des vices
affreux, qui, leur faifant perdre
abfolument le goût de la véritable
Félicité, a tellement irrité contre
eux le fouverain Inftituteur de
l'Ordre, que par un Déluge uni-
verfel il les a tous fait périr dans
les flots.

No e' ayant encore quelque
idée de l'Ifle , & défirant ardem-
ment de s'y refugier lors du Dé-

luge, conſtruiſit promptement un Vaiſſeau, il s'y embarqua ; mais après une longue & périlleuſe navigation, ſans avoir trouvé l'Iſle, il aborda ſur les hautes montagnes d'Arménie, d'où ayant examiné la terre de tous les côtés, ſans en découvrir aucune trace, il n'apperçut que des marécages, des terres ſauvages & incultes, qui, bien loin de lui promettre la Félicité, ne lui annonçoient que travail & que peines.

Dans la ſuite des tems Jacob & ſes Enfans s'imaginerent la trouver en Egypte ſous les auſpices de Joſeph, ils reconnurent

ainſi

ainſi que leurs deſcendans, qu'ils n'avoient rencontrés que des chaînes, & un dur eſclavage.

Moïse l'apperçut cette Terre bienheureuſe ; ſon injuſte défiance l'empêcha d'y entrer.

Les Iſraëlites y entrerent, mais l'eſtomach rempli des Oignons du Nil, le goût blâſé par les mets impures, les yeux obſcurcis par les ténebres de l'Egypte, ils n'en ſavourerent point les douceurs, ils n'en goûterent point la ſuavité, ils n'en virent jamais les beautés.

David vainqueur des Jebuſéens, crut la trouver en entrant

 dans

dans Sion , mais étant monté fur les Terraffes de fon Palais , il en perdit la vûë en fixant fes regards fur Bethfabée , & bientôt la Pefte en fit une Terre de défolation & d'horreur.

LE fage Salomon , ayant conf-truit un Temple à l'Eternel , approcha bien près du Tabernacle de la Félicité ; mais s'étant foüillé avec les Sidonienes , ayant offert avec elles un Encens impur aux Dieux étrangers , le voile du Sanctuaire s'abaiffa , & il fut ignominieufement rejetté.

L'AMBITIEUX Alexandre pour la conquérir , fubjuga les

Peuples ,

Peuples , enchaîna les Rois , ra-
vagea le Monde entier , & après
tant de nobles forfaits il mourut
jeune , malheureux & empoifon-
né , fans avoir pû en découvrir
aucune trace.

L'AMOUREUX Paris la cher-
cha dans la Cour de Menelas , il
crut l'avoir trouvé dans les yeux
de la belle Heleine ; fauſſe Félicité , qui fut une Pomme de dif-
corde & d'horreur , qui fit cou-
ler des ruiſſeaux de fang , qui ré-
duifit en cendres la Ville de
Troye & l'Empire de Priam.

TELEMAQUE prit l'Iſle de
Calipſo pour l'Iſle de la Félicité ,

il s'imagina pouvoir goûter un bonheur parfait dans la Grotte, & entre les bras de la Déeſſe ; heureux le Voyageur qui eſt guidé par la Sageſſe ; Mentor ouvrit les yeux à Telemaque, le forçant de fuir à travers les flots, il éteignit les feux que Calipſo & ſes Nimphes avoient allumé dans ſon jeune cœur, & le fit enfin aborder en Itaque avec ſa vertu & ſon innocence.

L E Roi Midas ayant obtenu des Dieux par ſes importunités le talent de changer tout en Or, ſe propoſa d'acheter l'Iſle de la Félicité ; ſon Barbier lui fit connoître

ſon

son ignorance, il le publia partout, jufques dans les Marais, le fit redire aux Joncs & aux Rofeaux, que tout le fruit de fon avarice étoit l'acquifition de deux Oreilles d'Afne.

Glocus en fe précipitant dans la Mer, crut la trouver dans les abîmes de cet Element.

Les Veftales dans le Feu, la Sibylle dans les antres de Cumes, & dans les entrailles de la Terre, Icarre dans les Airs, Cambife & les Mages dans le Soleil, les Sorciers d'Arcadie dans la Lune, Zoroaftre & les Aftrologues dans les Etoiles, les Planettes dans les Signes

gnes du Zodiaque ; mais plufieurs ayant perdu l'Arſon & les Etriers ſont tombés du Sagittaire & du Capricorne dans les Petites-Maiſons.

I l ſeroit trop long de vous détailler tous les Peuples qui , dans différens tems , ont cherché à découvrir le ſéjour de la Félicité ; je le dis en deux mots , les Egyptiens l'ont placé dans leurs Pyramides , dans leurs Hyerogliphes , & dans les Inondations du Nil ; dans le Culte d'Oſiris & d'Apis , & dans la Métampſycoſe. Les Babyloniens dans les ſuperbes Jardins de la voluptueuſe Sémiramis ;

mis ; les Tyriens & les Phéniciens
dans le Luxe & dans les Simarres
teintes en pourpre & en écar-
latte ; les Thessaliens dans les
Pastorales , & dans les Assem-
blées délicieuses de Tempée ; les
Scytes dans l'Effusion du Sang,
& dans les Festins de Chair Hu-
maine ; les Habitans de Cythere,
de Paphos & d'Amathonte dans
la Conque de Venus , & dans la
Fléche de Cupidon ; ceux du
Mont Ida, & les Corybantes dans
la Musique & dans les Instru-
mens ; les Indiens dans la Coupe
de Bachus , & dans l'Intempé-
rance ; les Grecs dans les Jeux ;

les

les Pitiens dans les Jeux Olympi-
ques , & quelquefois dans ceux
introduits par Socrate & par Al-
cibiade ; les Romains dans le
Temple & dans les Fêtes des Sa-
liens , dans les Saturnales , & les
Lupercales , dans les Amphithéa-
tres , dans les Combats de Gla-
diateurs , dans les Courses de
Chevaux & de Chariots , & même dans la Lutte avec les Juliers
& les Messalines.

L E S Druides Gaulois dans les
Mysteres d'Eleusis , dans les Chê-
nes verts & le Guy sacré ; les
Orientaux dans les Alcoves de
leurs Serails , dans l'Exercice du
Mouchoir ,

Mouchoir , & dans un grand nombre de Sultannes.

L E s Chinois dans les Rêveries de leurs Bonzes, dans leurs Marmoulets , & dans leurs Pagodes ; les Negres & Sauvages dépoüillés de leurs Agrets , dans l'immodeſtie & dans la façon libre de préſenter le Calumet à leurs Maîtreſſes.

M A ɪ s hélas ! tous ces pauvres inſenſés ne marchoient que dans les ténebres , les yeux couverts de nuages épais , ils n'appercevoient que des illuſions, une volupté groſſiere & toujours inſipide, un phantôme de Félicité,

qui

qui n'avoit aucun rapport avec la véritable Félicité : l'Isle enfin , cette bienheureuse Isle , est toujours demeurée invisible à leurs yeux.

CETTE heureuse découverte étoit réservée à nos tems, & nous étions les heureux, & les deux fois heureux qui devions monter le Vaisseau & la Fregatte avec certitude d'aborder dans l'Isle de la Félicité, sous le Pavillon & la conduite de notre sublime *Grand-Maître* MR. DE CHAMBONAS, qui le premier en a trouvé la véritable route ; ce n'est pas à la vérité sans beaucoup de travail &

de

peínes , ce n'eſt qu'après avoir
eſſuyé de rudes tempêtes , après
avoir livré bien des combats aux
Pirates ennemis de l'Ordre , qui ,
ſuſcités par le Serpent infernal ,
par cet ancien tentateur d'Adam
& d'Eve , vouloient l'empêcher
de découvrir l'Iſle de la Félicité ,
& de rétablir le premier , le plus
ſublime & le plus reſpectable
de tous les Ordres.

M A I s ſon intrépidité a reçû
ſa récompenſe, auſſi courageux
qu'Hercule, il a pouſſé plus loin
ſes travaux , & en a paſſé les co-
lonnes ; auſſi heureux que Céſar,
il eſt venu , il a vû , il a vaincu ;

plus habile que Collombe, Vef-
puce & Pizare , il a fait la découverte d'une Terre bien plus
précieufe que le Mexique & le
Pérou ; comme un autre Arion ,
mais fans le fecours des Dauphins,
il s'eft échapé du milieu des gouf-
fres , il a affronté les chaleurs de
la Zone & du Tropique, les gla-
ces de la Laponie & de la Groën-
lande ; vainqueur des Remords,
des Hipotames & des Monftres
marins de toutes efpéces , ayant
évité Caribes & Scylla , fon Vaiffeau eft heureufement abordé
dans l'Ifle de la Félicité ; auffi-tôt
nouveau Dedale , il a demêlé tous

les

les détours de ce fameux Labyrin-
thé, il a parcouru toutes les rou-
tes de cette Forêt antique, tous
les Arbres propres à la conftruction des Vaiffeaux & des Fregattes, il en a trouvé en abondance
fupérieurs aux Cedres du Liban &
aux Chênes de Dodonne, auffi an-
ciens que le monde, ils élevent
leurs têtes majeftueufes jufques
dans les cieux, & ils ferviront juf-
qu'à la fin des fiécles à former de
nombreufes & brillantes Efca-
dres, & à rendre immortels l'Ifle
& l'Ordre de la Félicité.

A la porte des Jardins d'Eden
le Chérubin devenu traitable &

C 2　　gracieux,

gracieux, a salué notre Grand-Maître de plusieurs coups de Rames, & aussi-tôt l'a introduit au milieu des Carrés, embaumés par une infinité d'odeurs agréables qu'exhalloient les Fleurs de toutes espéces qui les remplissoient, il s'est trouvé saisi d'un sommeil doux & bien plus salutaire que celui d'Adam, lorsque la CHEVALIERE Eve fut extraite & tirée de sa chaire & de ses os, & ne s'est heureusement reveillé que pour faire une entrée pompeuse & magnifique, non dans le Cirque de la superbe Rome, ou dans l'Hyppodrôme de Constantinople,

mais

mais dans les Tabernacles de la Félicité : l'œil n'a jamais vû , l'oreille n'a jamais entendu , le cœur n'a jamais compris , ce qu'il a vû , ce qu'il a entendu , ce qu'il a compris dans ce moment fortuné , Félicité parfaite ; il vous a vû , Félicité parfaite ; il vous a entendu , Félicité parfaite ; il vous a touché , Félicité parfaite ; il vous a senti , Félicité parfaite ; il vous a goûté , il a été rassasié , enyvré d'un torrent de délices.

MAIS tirons le rideau sur tant de merveilles , & que ceux qui ont comme moi savourés les douceurs innarrables du Tabernacle ,

C 3

se

se souviennent de leur serment, & se donnent bien de garde d'en jamais rien reveler, ni aux prophanes, ni à ceux, qui, quoi qu'initiés dans l'Ordre, ne sont pas encore parvenus au comble de la Félicité dans le Tabernacle.

La Genese dit qu'Adam, créé Chevalier, & mis en possession du Paradis de Délices, reçut de notre souverain Grand-Maître l'Ordre absolu & indispensable d'y travailler sans cesse & de le garder. *Posuit eum in Paradisum voluptatis, ut operaretur & custodiret illum.*

Impor-

IMPORTANTE Leçon, que les CHEVALIERS & CHEVALIERES de quelques rangs qu'ils foient, ne doivent point oublier.

CHEVALIERS - MOUSSES fouvenez-vous-en , appliquez-vous dans la Forêt à connoître les Bois propres à la conftruction des Vaiffeaux & des Fregattes , pour ne jamais faire aucun *qui-proquo* ; prenez bien garde de vous méprendre à la qualité , à la longueur, à l'épaiffeur des Bois , & à ne pas choifir pour le Vaiffeau le mât qui ne doit être employé que fur la Fregatte.

CHEFS d'Efcadre manœuvrez

avec

avec adreſſe , viſitez ſouvent le Vaiſſeau & la Fregatte ; exercez l'Equipage , que votre mât ſoit toujours droit & bien planté , que vos voiles bien étenduës ſoient tournées de façon qu'elles puiſ-ſent être heureuſement enflées par les vents propices & favo-rables deſtinés à vous pouſſer promptement au Havre , & dans le Port de la Félicité.

CAR voilà , mes chers Freres , & mes cheres Sœurs , le travail auquel nous ſommes tous invités ſuivant nos dignités & nos rangs ; nous avons fait dans la cérémonie de notre Réception de ſerment

qu'Adam

qu'Adam & Eve firent autrefois
dans le Paradis Terreſtre ; la
tranſgreſſion de leur ſerment les
a chaſſé d'Eden , leur tranſgreſſion les a renverſés du Tabernacle , & leur a fait perdre ſans reſ-
ſource l'Iſle & l'Ordre de la Félicité.

A P R E's tant de ſiécles , &
tant de travaux , le crime de nos
Peres étant expié , nous rentrons
en poſſeſſion de cette Iſle bienheureuſe ; travaillons donc continuellement à la conſerver : Ramons , mes Freres , Ramons ſans
ceſſe ; Ramons avec ardeur & ſans
négligence ; Ramons , & que nos
Rames

Rames de Tribord & de Basbord
soient toujours dans un perpétuel
mouvement ; car nous sommes
reçûs dans l'Ifle de la Félicité comme le premier CHÉVALIER ,
avec injonction d'y travailler sans
cesse : *ut operaretur ;* premier Devoir ; le second est renfermé dans
ces paroles : *ut custodiret illum.*

OUI , mes Freres , le Serment
rédoutable par lequel nous nous
sommes engagés à garder le Secret , & à ne jamais reveler nos
Mysteres & nos saintes Orgies ,
ce Serment est d'institution di-
vine.

C'EST notre grand & souverain

rain Maître, qui, par son autorité absoluë, en a imposé la loi, la nécessité indispensable à Adam & Eve, nos premiers parens ; que leur faute nous rende sages, que leur punition nous empêche de faire *Calotte.* A leur exemple, qu'elle nous oblige à poser continuellement une garde de circonspection sur nos levres, & un frein à nos langues, afin que comme eux, par notre indiscrétion, nous ne perdions pas de nouveau le bonheur parfait dont nous sommes tous les jours rassasiés, enyvrés dans les Tabernacles de la Félicité.

On

ON rencontre souvent dans le monde des Gens curieux, qui, les yeux couverts des nuages de l'Egypte, voudroient découvrir les sublimes clartés dont nous joüissons; esclaves malheureux de la chair & du sang, ils font tous leurs efforts pour surprendre les Freres, & pour apprendre d'eux quelle est cette heureuse liberté d'esprit, qui fait le fondement de notre bonheur. Saint Paul aprés son raviffement au troisiéme Ciel, nous apprend à répondre à ces Prophanes : *Audivi arcana verba quæ non licet homini loqui.* Dans l'Ordre de la Félicité nous

avons

avons des Secrets qui viennent d'en-haut , & qu'il ne nous est jamais permis de reveler à ces Hommes de bouës qui rampent terre-à-terre ; *audivi arcana verba quæ non licet Homini loqui.* Nous parlons une Langue toute Angelique, nous avons une Apocalipse & des Signes qui ne peuvent être entendus que des Freres & des Sœurs , que des Elûs & des Prédestinés qui sont parvenus par degrés jusques au trois & quatriéme Ciels. *Audivi arcana verba quæ non licet Homini loqui.*

PRIERE.

GRAND Saint NICOLAS, Grand Amiral des Mers, continuez à nous proteger, enchaînez les Vents, calmez les Tempêtes, terraſſez les Pirates ennemis de l'Ordre, détruiſez les Monſtres, éclairez les Profanes, faites regner entre nous une union auſſi étroite, une amitié auſſi pure que celle qui fut autrefois entre Oreſte & Pilade, accordez à nos CHEVALIERES la beauté & la fraîcheur de la jeuneſſe d'Hebé, à

la

nos CHEVALIERS la force &
la jeuneſſe d'Hercule, joignez-les
enſemble par des Mariages con-
venables & bien aſſortis, qui puiſ-
ſent produire une poſterité auſſi
nombreuſe que celle d'Abraham,
& rendre notre Ordre ſans fin ſur
la Terre, comme il eſt ſans com-
mencement dans le Ciel; conſer-
vez-nous enfin ſans dangers, ſans
chagrins, & ayant toujours le
Vent droit dans la poſſeſſion de
cette Iſle bienheureuſe, de ce Paradis de Délices, où les Freres &
les *Sœurs*, à l'exemple des trois
Graces, ſont entrelaſſés les uns
dans les autres, pour y Chanter à

D 2   leur

leur aise, pour y Danser, Rire &
Boire autant d'années que Ma-
thusalem & Nector.

Fin du Discours.

LES
MOTENS
DE MONTER
AU PLUS HAUT GRADE
DE LA MARINE,
TANT PAR MER, QUE PAR TERRE.
OV
LES SECRETS
DES
CHEVALIERS
DE L'ORDRE
DE LA SUBLIME
FELICITÉ.

ET Ordre a quatre Grades, ſçavoir, MOUSSE, PATRON, PATRON SALE', & CHEF D'ESCADRE. Pour ſe diſtinguer les uns des autres , ils ont chacun des Attributs , des Signes & des Mots particuliers. Cependant il n'est pas permis hors d'Escadre de prononcer les mots d'aucun Grade pour se faire connoître.

Le Mousse a pour Attribut un Vaisseau & une Fregatte , le Patron a un Jardin , le Patron-Salé a un Parterre , & le Chef d'Escadre a des Dieux & des Déesses. Le mot de Mousse se trouve dans les noms des différens Bois qui composent son Vaisseau & sa Fregatte. Le mot du Patron se trouve dans les noms des différentes Plantes qui sont dans son Jardin. Le mot du Patron-Salé se trouve dans les différentes Fleurs qui sont dans son Parterre , & celui du Chef d'Escadre dans les noms de ses Dieux & de ses Déesses.

MYSTERE

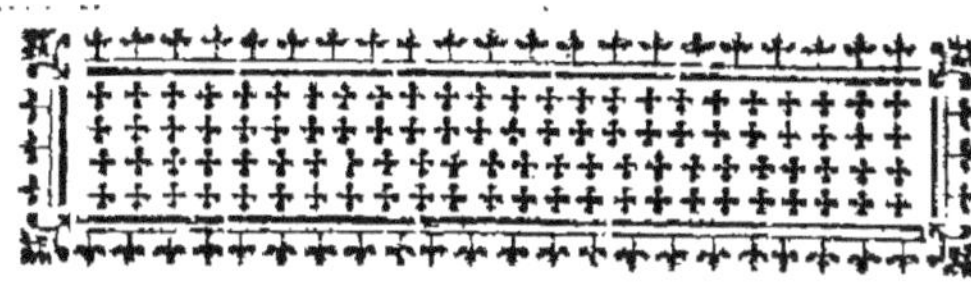

MYSTERE
DU
MOUSSE,
PREMIER GRADE.

Par Demandes & Réponses.

DEMANDE, combien avez-vous de Planches à votre Vaisseau?
Réponse, Six.
D. De quel bois est la 1. R. de C edre.
D. De quel bois est la 2. R. de H être.
D. De quel bois est la 3. R. d' A cajou.
D. De quel bois est la 4. R. de L aurier.
D. De quel bois est la 5. R. d' O ranger.
D. De quel bois est la 6. R. de M urier.

D.

D. De combien de Planches votre Fregatte eſt-elle compoſée ?

R. De quatre.

D. De quel bois eſt la 1. R. de  iege.

D. De quel bois eſt la 2. R. d' rable.

D. De quel bois eſt la 3. R. de ermès.

D. De quel bois eſt la 4. R. d' bricot.

Les premieres lettres des noms de ces dix Planches compoſent le mot du MOUSSE; il a deux Signes, le premier eſt de tenir le bout de ſon Oreille droite avec la même main; & le ſecond de tenir ſon Bras droit étendu l. long de ſa Cuiſſe; mais il ne doit jamais faire que l'un ou l'autre; c'eſt-à-dire, lorſqu'un Frere pour ſe faire connoître lui fait le premier Signe, il doit lui répondre par le ſecond, & non pas par le même.

MYSTERE

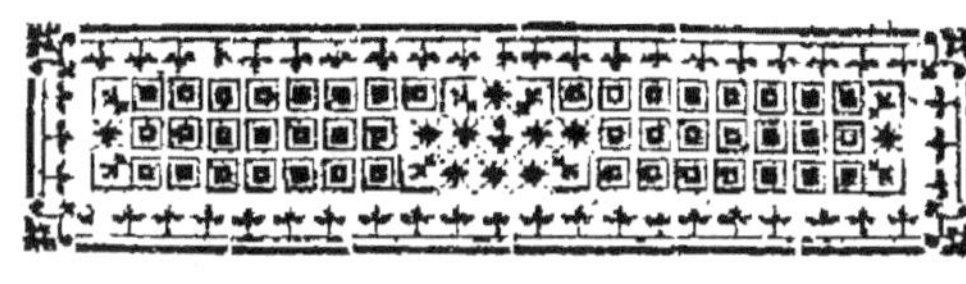

MYSTERE
DU
PATRON,
SECOND GRADE.
Par Demandes & Réponses.

DEMANDE, combien avez-vous de Fleurs dans votre Jardin ?

Réponse. Neuf.

D. Quelle est la 1. R. le F enouil.
D. Quelle est la 2. R. l' E legantine.
D. Quelle est la 3. R. le L is.
D. Quelle est la 4. R. la I onquille.
D. Quelle est la 5. R. la C itronelle.
D. Quelle est la 6. R. le I asmin.
D. Quelle est la 7. R. la T ubereuse.
D. Quelle est la 8. R. l' A maranthe.
D. Quelle est la 9. R. le S eringua.

LES

Les premieres lettres des noms de
ces neuf Plantes compofent le mot du
PATRON. Il a auffi deux Signes, le
premier eft de fe frotter le Sourcil droit
avec l'index de la main droite ; & le fecond de fe frotter le deffous du Nez avec
le même doigt. Ces deux Signes fe pra-
tiquent comme ceux du Mouffe. Lorf-
qu'on vous fait le premier, il faut faire
le fecond.

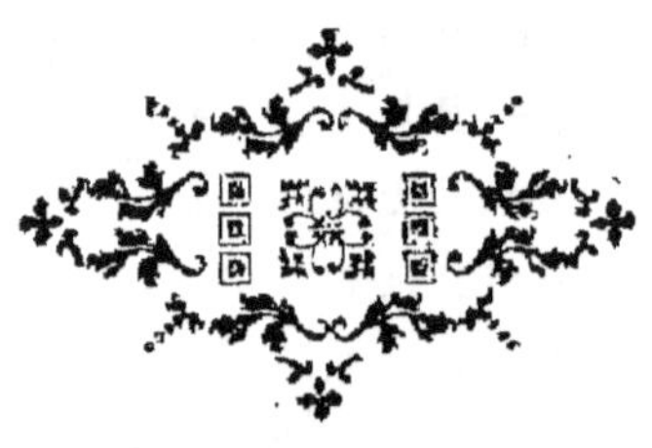

MYSTERE

DU

PATRON

SALE'.

TROISIE'ME GRADE.

Par Demandes & Réponses.

DEMANDE, combien avez-vous de Fleurs dans votre Jardin ?

Réponse , Six.

D. Quelle est la 1. R. le F enouil.

D. Quelle est la 2. R. l' O range.

D. Quelle est la 3. R. la V iolette.

D. Quelle est la 4. R. la D amasine.

D. Quelle est la 5. R. la R enoncule.

D. Quelle est la 6. R. l' E pinevinette.

LES

Les Fleurs de ce Jardin compofent le mot du PATRON SALE', excepté la quatriéme Fleur qui doit être la Tubereufe. Comme fon odeur n'eſt pas du goût de tout le Monde , j'ai crû devoir la fupprimer , & en fubſtituer une autre à la place ; ceux qui ne craignent point les odeurs trop fortes, peuvent l'y remettre, alors ils verront le Jardin & le mot dans toute fa régularité. Le Patron Salé n'a qu'un Signe , qui eſt d'ouvrir la Bouche a moitié , d'approcher la Langue fur le bord des Lévres , & de la remuer un inſtant en regardant le CHEVALIER ou la CHEVALIERE à qui il veut fe faire connoître.

MYSTERE

DU

CHEF D'ESCADRE,

QUATRIE'ME ET DERNIER GRADE.

Par Demandes & Réponses.

DEMANDE, combien avez-vous de Dieux dans votre Escadre ?

Réponse, Cinq.

D. Quel est le 1. R.　*M ars.*

D. Quel est le 2. R. l'　*A mour.*

D. Quel est le 3. R.　*S aturne.*

D. Quel est le 4. R.　*E ole.*

D. Quel est le 5. R.　*L ares.*

E　D.

D E M A N D E, combien avez-vous
de Déesses ?

Réponse, Sept.

D. Quelle est la 1. R. É rigone.
D. Quelle est la 2. R. R hée.
D. Quelle est la 3. R. O rithie.
D. Quelle est la 4. R. U ranie.
D. Quelle est la 5. R. A strée.
D. Quelle est la 6. R. C alliope.
D. Quelle est la 7. R. H ebé.

D E M A N D E, quels Attributs don-
nez-vous à ces Déesses ?

Réponse, A la 1. *une Grape de Raisin.*

A la 2. *un Globe Terrestre.*

A la 3. *Borée.*

A la 4. *une Etoile.*

A la 5. *des Balances.*

A la 6. *une Trompette.*

A la 7. *une Coupe.*

L E S

LES premieres Lettres des Noms de ces Divinités compofent le mot du CHEF D'ESCADRE. Voilà en quoi confiftent tous les SECRETS de l'ORDRE DE LA FELICITÉ.

AVIS
SINCERES

A Mlle. de ***, CHEVALIERE
de l'Ordre de la Félicité.

Sur l'Air , *de la Bequille du Pere*
Barnabas.

L'ANCRE journellement
A votre côté brille ;
Pour vous quel ornement !
Quittez cette vétille :
L'Attribut d'une Fille
De la Félicité ,
Doit être la Béquille
Du Pere si vanté.

OUI,

Oui, ce bijou charmant
Convient feul au myftere,
Portez-le, bel Enfant,
Vous ne fçauriez mieux faire,
Et qu'en gros caractere
Tout autour foit moulé,
Le mot à l'ordinaire
Du bon Patron Salé.

Quand vous voudrez moüiller
L'Ancre au Port de Cythere,
Sans faire gafoüiller
Votre jaloufe Mere,
Prenez pour ce myftere
Un Patron amoureux,
Adroit, difcret, fincere,
Il comblera vos vœux.

N'ecoutez

N'ecoutez que l'Amour,
Dans vos yeux il pétille,
Aimez à votre tour,
C'est une pécadille,
Qui comme vous fourmille
Et d'esprit & d'appas,
Releve la Béquille
Du Pere Barnabas.

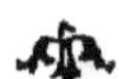

En Escadre à présent,
Celle qui mieux babille,
Doit d'un ton imposant,
En Mere de famille,
Chanter sans qu'on sourcille,
En prenant ses ébats,
La charmante Béquille
Du Pere Barnabas.

F I N.